DE LA

SUTURE DE LA PAROI ABDOMINALE

DANS

LA LAPAROTOMIE

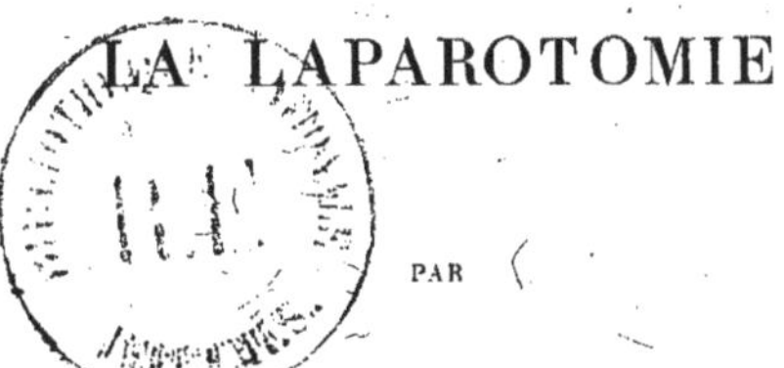

PAR

Le Dr Louis FAUVEL

ANCIEN INTERNE DES HÔPITAUX DE PARIS
MÉDAILLE DE BRONZE DE L'ASSISTANCE PUBLIQUE

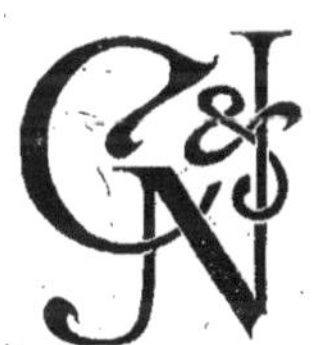

PARIS
GEORGES CARRÉ ET C. NAUD, ÉDITEURS
3, RUE RACINE, 3

1898

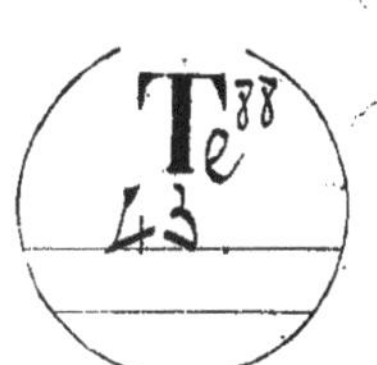

DE LA

SUTURE DE LA PAROI ABDOMINALE

DANS

LA LAPAROTOMIE

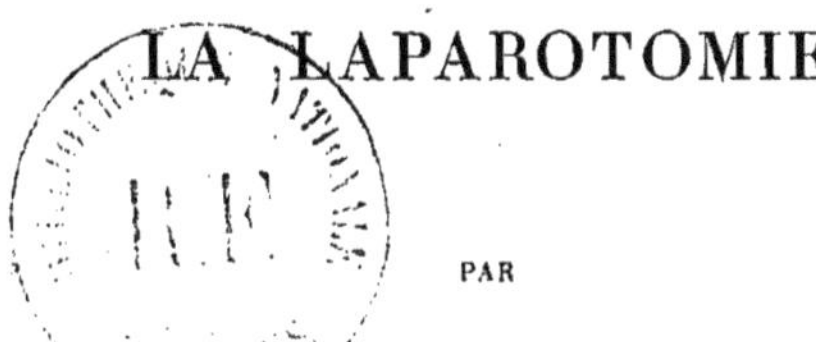

PAR

Le Dr Louis FAUVEL

ANCIEN INTERNE DES HÔPITAUX DE PARIS

MÉDAILLE DE BRONZE DE L'ASSISTANCE PUBLIQUE

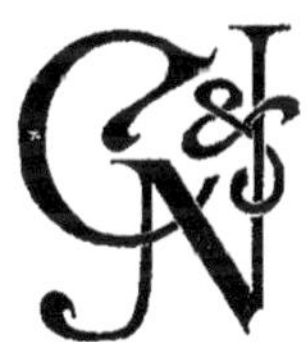

PARIS

GEORGES CARRÉ ET C. NAUD, ÉDITEURS

3, RUE RACINE, 3

—

1898

A

MONSIEUR LE PROFESSEUR PAUL BERGER

EN RECONNAISSANCE DU GRAND HONNEUR QU'IL ME FAIT EN ACCEPTANT LA PRÉSIDENCE DE CETTE THÈSE

A

MONSIEUR LE DOCTEUR PÉRIER

PROFESSEUR AGRÉGÉ A LA FACULTÉ DE MÉDECINE
CHIRURGIEN DE L'HÔPITAL LARIBOISIÈRE
OFFICIER DE LA LÉGION D'HONNEUR

A

MONSIEUR LE DOCTEUR REYNIER

PROFESSEUR AGRÉGÉ A LA FACULTÉ DE MÉDECINE
CHIRURGIEN DE L'HÔPITAL LARIBOISIÈRE

C'est près de ces deux maîtres que je viens de terminer mon internat. Je les prie d'accepter mes sincères remerciements pour l'enseignement que je leur dois et l'affection profonde jamais démentie qu'ils n'ont cessé de me témoigner, et je leur adresse l'expression reconnaissante de mes meilleurs sentiments.

A MES AUTRES MAITRES

MM.

BRAULT, MICHAUT, SEGOND, POTHERAT,
GILLES DE LA TOURETTE, RIEFFEL, ROCHARD
THIÉRY ET VILLEMIN.

INTRODUCTION

La manière d'inciser la paroi abdominale et de la suturer ensuite peut paraître une considération de minime importance comparativement au reste de l'opération, et nous avons vu considérer une intervention comme terminée lorsqu'il ne restait plus que le ventre à refermer.

Si on se place au point de vue de la vie du malade, il est évident que peu sont morts du fait de la suture plus ou moins parfaite de leur paroi; mais, si on considère le résultat définitif et réel de l'opération, la question prend de l'importance, car pour n'être pas mortelles les complications n'en sont pas moins sérieuses. Que voit-on trop souvent en effet: des lésions abdominales guéries en trois semaines, mais la paroi suppure pendant trois mois. A la suite, la cicatrice est difforme, affaiblie et au bout d'un court délai l'opérée revient pour se faire guérir d'une éventration aussi douloureuse que les lésions anciennes. Nouvelle intervention parfois fort difficile, qui n'est pas sans danger et qui aurait pu être évitée. C'est là l'histoire la plus fréquente des éventrations post-opératoires, mais aussi une suture, si aseptique qu'elle soit, faite à la hâte et sans précautions, à la suite d'une longue intervention, a bien pu causer des éventrations.

Au moment de choisir le sujet de notre thèse, il nous a paru intéressant d'étudier cette question qui, d'ailleurs, fait encore la préoccupation des chirurgiens, puisqu'elle était posée au dernier Congrès de Genève. Nous ne prétendons pas la résoudre d'une façon définitive, mais nous croyons utile de mettre en évidence un certain nombre de points, au moment où la voie abdominale, presque abandonnée ou tout au moins fort discutée il y a quelques années, dans les interventions sur les organes pelviens de la femme, a repris le premier rang avec l'hystérectomie abdominale totale; au moment aussi où les interventions sur l'appendice sont si fréquentes et suivies si souvent d'éventration.

Nous commencerons ce travail en passant en revue les différentes façons d'inciser la paroi abdominale pour se mettre à l'abri des complications, nous continuerons par l'étude du matériel et des modes de suture.

CHAPITRE PREMIER

PAROI ABDOMINALE

Si nous jetons un coup d'œil sur la constitution anatomique de la paroi abdominale antéro-latérale, nous voyons qu'elle diffère beaucoup suivant qu'on la considère sur la ligne médiane ou sur les côtés, au-dessus ou au-dessous de l'ombilic. Formée de plusieurs couches musculaires aux fibres entrecroisées sur les côtés, elle se réduit sur la ligne médiane à la peau et au péritoine, séparés simplement par les couches cellulo-graisseuses qui les doublent et par une lame fibreuse dont la continuité est même interrompue par places. D'où grande différence, suivant l'endroit où on incise.

Le chirurgien doit, en effet, là comme partout, se conformer à ce grand précepte, ne jamais inciser un muscle en travers ; il doit aussi avoir en vue de reconstituer aussi fidèlement que possible la disposition anatomique primordiale.

Ces préceptes sont faciles à suivre tant que l'incision porte sur l'espace compris entre les bords externes des muscles droits d'un côté à l'autre. Qu'on incise, soit sur le bord externe, soit sur le bord interne du muscle, on n'a à faire qu'à une aponévrose.

Si, au contraire, on est partisan de l'incision en plein

muscle, les fibres sont dirigées verticalement et ne gênent en rien. Le muscle droit, par sa disposition, présente encore un autre avantage. Après avoir incisé sa gaine antérieure on peut le respecter en le réclinant, en dedans ou en dehors suivant l'incision, et inciser sa gaine postérieure. Une fois la suture faite il reprendra sa place et formera une sangle de soutien merveilleuse aux sutures aponévrotiques.

Nous n'insisterons pas sur les différences que présente la gaine du droit, suivant qu'on la considère au-dessus ou au-dessous de l'ombilic, considérations plus intéressantes pour l'anatomiste que pour le chirurgien.

Si maintenant nous voulons inciser la paroi abdominale sur les parties latérales, au niveau des fosses iliaques, nous avons à faire à une disposition compliquée, mauvaise pour la suture et plus mauvaise encore pour la reconstitution de la paroi.

Là sont superposées, en allant de la superficie vers la profondeur, les fibres du grand oblique, du petit oblique et du transverse. La direction des fibres diffère pour chacun de ces muscles, ce qui augmente la résistance de la paroi mais aussi l'embarras du chirurgien, car il est bien difficile au milieu de ces masses musculaires parfois fort épaisses de ne pas inciser en travers, ce qui en cette région, plus que partout ailleurs, expose à de fâcheux inconvénients.

En effet, ces muscles sont de puissants expirateurs qui maintiennent soumis à une pression continuelle les viscères contenus dans la cavité abdominale. Il en résulte que les viscères font hernie dès qu'il y a section du muscle ou même réunion imparfaite.

I

INCISION MÉDIANE

Cette incision est faite suivant la ligne blanche, ce qui a un double avantage : c'est d'abord un point de repaire facile et ensuite, grâce à la pigmentation naturelle de la région, la cicatrice sera mieux dissimulée là que partout ailleurs.

Entre quels points doit-on inciser ? L'indication varie évidemment suivant le but de l'opération. Si nous considérons les interventions pour salpingites, par exemple, que doit-on faire ?

Avant l'usage du plan incliné, alors qu'une partie de l'incision était obstruée par des éponges destinées à maintenir l'intestin, on était partisan des grandes incisions destinées à « donner du jour ».

Avec l'aide du plan incliné, toute l'incision sert, aussi vaut-il mieux la réduire le plus possible, réduisant ainsi les chances d'éventration. Une incision de 8 centimètres suffit dans toutes les salpingites.

Tous les chirurgiens incisent verticalement, notons cependant le procédé de Rapin, de Genève (1), qui incise transversalement au niveau des poils du pubis, qui dis-

---

(1) Rapin. *Congrès de Genève*, 1896.

simuleront ultérieurement la cicatrice. En regard de cet avantage, cette incision nous a semblé présenter de gros inconvénients.

En effet, cette incision, concave en haut, donne un lambeau cutané à convexité inférieure large à sa base de 6 à 10 centimètres d'après les dimensions données par son auteur.

La dissection de ce lambeau, si rapidement faite qu'elle soit, est une perte de temps inutile. Une fois disséqué, nous sommes obligés de le maintenir en haut par un fil, ou bien il sera une gêne au cours de l'opération. Dans l'incision verticale, au contraire, les lèvres de la peau se trouvent écartées naturellement avec celles des plans profonds. De plus, au cas où on est obligé d'agrandir l'incision, le lambeau sera une nouvelle gêne.

La peau et la couche cellulaire sous-cutanée incisées, on arrive sur l'aponévrose. On peut l'inciser directement sur la ligne médiane, ou, au contraire, inciser le feuillet antérieur de la gaine des droits.

Le premier procédé est peut-être le plus rapide parce qu'il permet d'arriver immédiatement sur le péritoine, mais en tous cas il est moins sûr.

Il est préférable d'inciser la gaine du droit près du bord interne du muscle que l'on isole et que l'on récline ensuite au dehors et inciser ensuite le feuillet postérieur. Après la suture si la gaine est convenablement reconstituée, le muscle revenant en place formera un mur de soutien entre la suture de l'aponévrose profonde et celle de l'aponévrose superficielle qui ainsi se laissera moins facilement distendre.

L'incision des aponévroses seules en respectant le muscle est la plus généralement employée, du moins en France. Cependant, si nous nous reportons au Congrès de Genève, où la question fut discutée, nous voyons que l'incision en plein muscle a aussi ses partisans.

Fristh, Edelbohls se déclarent partisans de l'incision en plein muscle.

Doléris donne une statistique de 10 laparotomies avec section en plein muscle et 10 succès complets.

Flatau (1) a ainsi obtenu dans 33 laparotomies une cicatrice parfaite.

P. Noble (2) incise aussi le muscle.

Abel (3) écrit que depuis trois ans il a toujours incisé à 1 centimètre à gauche de la ligne médiane. Arrivé sur le muscle il laisse le bistouri et sépare les fibres sans instrument tranchant. La perte de sang a été minime sur 33 cas. Il a eu deux fois une artère à lier et n'a jamais eu d'éventration consécutive.

Ce dernier résultat tient sans doute surtout au soin avec lequel il pratique la suture et reconstitue la disposition anatomique.

Voici les avantages que La Torre (4) attribue à l'incision en plein muscle.

« Les meilleurs tissus à inciser et à suturer pour avoir une réunion par première intention d'une cica-

---

(1) Flatau. *Centralblatt f. Gyn.*, 1894, n° 12, p. 278.
(2) P. Noble. *Annales gynéc.*, t. XLVIII, juillet 1896.
(3) Abel. *Archives f. gynéc.*, t. XLV, 3.
(4) La Torre. *Congrès de Genève*, 1896.

trice solide, sont les tissus musculaires, parce qu'ils sont riches en tissus connectifs et en vaisseaux. Les tissus aponévrotiques sont peu favorables à la réunion parce qu'ils en sont dépourvus. Ils donnent une cicatrice mince et qui se déchire facilement.

On a la preuve que la cicatrice musculaire est plus solide que celle de l'aponévrose dans un fait clinique. La cicatrice de l'utérus incisé dans la césarienne résiste à la distension par les grossesses postérieures, tandis que la cicatrice de la ligne blanche cède aisément.

Storer, Abel, Pasquali, Baldy, Le Dentu, Ferrari, Bouilly, Muller, Baker, etc., etc., intéressent les muscles droits dans leur incision.

La Torre termine en disant qu'il ne suffit pas de suturer le muscle mais qu'il faut encore réséquer l'aponévrose de la ligne blanche qui pourrait se laisser distendre à la suite de grossesse, ascite, etc.

A l'appui de cette thèse, il donne des expériences faites sur le chien, qui donnent un meilleur résultat avec l'incision en plein muscle, quelle que soit la suture employée.

Alors que les sutures en étages, pratiquées sans incision de l'aponévrose, donnent 5 guérisons et 1 hernie, sur 6 cas, les mêmes, pratiquées après excision de l'aponévrose, donnent 6 guérisons.

De même pour les sutures en masse. Sur 6 cas on trouve 5 guérisons lorsque l'aponévrose est incisée, tandis qu'on a 5 éventrations après la suture en pleine aponévrose.

Nous dirons cependant que l'incision en pleine aponévrose présente deux avantages, elle est beaucoup plus rapide et beaucoup moins sanglante. D'où plus grande netteté du champ opératoire, moins de pinces, moins d'éponges, moins de changements de compresses, et comme conséquence moins de chance d'infection.

L'aponévrose est incisée. Il est bon de la saisir à l'aide de pinces à forcipressure pour empêcher la rétraction et ne pas confondre les plans au moment de la suture.

On distingue de même à mesure qu'on les incise le feuillet postérieur de la gaine des droits et le péritoine.

Le ventre est ouvert avant de commencer l'opération proprement dite; il est utile de protéger les lèvres de l'incision à l'aide de compresses aseptiques. On évitera ainsi les traumatismes causés par un écarteur, une pince. De plus la paroi sera mise à l'abri des produits septiques qui pourraient s'écouler de la cavité abdominale.

INDICATIONS DE L'INCISION MÉDIANE

Cette incision peut servir :

1° ***Dans les cas de lésions utéro-annexielles.*** — Si on a affaire à une grosse tumeur (kyste de l'ovaire, tumeur fibreuse de l'utérus), on l'agrandira nécessairement suivant le volume de la masse à extraire de l'abdomen.

S'il est nécessaire de dépasser l'ombilic, on aura soin de le contourner soit à droite, soit à gauche, et au moment de la suture on pourra avec avantage le réséquer.

2° ***Dans la péritonite diffuse.*** — A moins d'indications spéciales, comme une perforation reconnue de l'estomac ou du duodénum, c'est à la laparotomie médiane sous-ombilicale qu'on aura recours. Dans ce cas, plus que partout ailleurs, il faut veiller à ne pas blesser les anses intestinales, ce qui se ferait facilement à cause du tympanisme, et de leurs adhérences fréquentes à la paroi abdominale.

Bouilly (Congrès de Chirurgie, 1889) conseille une incision étroite, mais il est vrai que les cas qu'il cite étaient des péritonites puerpérales. Lorsqu'il s'agit d'une péritonite par perforation, une large ouverture de la paroi est toujours nécessaire pour favoriser les recherches d'abord et ensuite la désinfection de la cavité abdominale.

Hadra prétend qu'il faut inciser de l'appendice xiphoïde à la symphyse pubienne, mais une incision de 10 à 12 centimètres est le plus souvent suffisante.

3° ***Dans la contusion abdominale.*** — A moins qu'une indication précise, telle qu'un traumatisme du foie ou de la rate ne vienne faire préférer une incision latérale.

4° ***Dans l'obstruction intestinale.*** — Et en général, dans toutes les interventions sur l'intestin grêle, quelques-unes sur le gros intestin, et sur l'estomac. L'incision sera, suivant les cas, sus ou sous-ombilicale.

5° ***Dans l'appendicite.*** — Rejetée par la plupart

des chirurgiens, Routier (1) cependant la préfère lorsqu'il opère en dehors des crises : « C'est, dit-il, celle qui permet le mieux l'exploration et les manœuvres ; en outre elle donne une cicatrice plus solide et expose moins à l'éventration ». Cependant, d'après Reclus (2), il est faux que l'incision médiane donne toutes les facilités, et il cite à l'appui de son dire un cas de M. Chaput et un de M. Schwartz où il fallut ajouter à l'incision médiane une seconde incision parallèle à l'arcade de Fallope.

Gerster trouve que par l'incision médiane on risque d'ouvrir dans le péritoine des abcès localisés autour de l'appendice.

Cependant il est des cas où il convient d'avoir recours à la laparotomie médiane, pour l'opération « à froid » lorsque, par exemple, on hésite chez une femme entre une appendicite et une lésion des annexes de l'utérus du côté droit, ou bien s'il y a coexistence des deux lésions. La laparotomie médiane permettra alors de réséquer à la fois l'appendice et les annexes. Quand l'appendice est déplacé et qu'on peut soupçonner sa présence vers la ligne médiane, on pourra encore avoir recours à cette incision.

6° ***Dans les interventions sur le foie et les voies biliaires.*** — Dans ce cas l'incision doit s'étendre de l'appendice xiphoïde à l'ombilic.

---

(1) Routier. De l'appendicite et de son traitement. *Semaine médicale*, août 1891.

(2) Reclus. *Société de chirurgie*, 29 octobre 1890.

II

INCISION LATÉRALE

La meilleure incision latérale est celle décrite par Jalaguier(1) à propos de l'appendicite.

Le principe est le même que celui de l'incision médiane. Ouvrir la gaine du muscle grand droit, le relever en dedans (au lieu d'en dehors), pénétrer dans le péritoine en incisant la paroi postérieure de la gaine, de façon que le muscle une fois ramené dans sa situation normale recouvre et soutienne la suture du péritoine et de la gaine.

Voici comment l'auteur décrit ce procédé : « Sur le milieu de l'espace qui sépare l'épine iliaque antérieure et supérieure de l'ombilic, je fais une incision de 8 à 10 centimètres, parallèle au bord externe du muscle droit. Le tiers supérieur de cette incision est au-dessus de la ligne iléo-ombilicale, les deux tiers inférieurs sont au-dessous. J'arrive directement sur l'aponévrose du grand oblique, qui est fendue de haut en bas dans toute la hauteur de la plaie. Les deux lèvres de l'incision aponévrotique sont saisies avec des pinces à pression et la lèvre interne est réclinée en dedans pour découvrir la partie externe de la face antérieure du grand droit, enfermé dans sa gaine. Le bord ex-

(1) Jalaguier. *Presse médicale*, 3 février 1897.

terne du muscle est facile à reconnaître à la vue et au toucher.

« J'incise la gaine dans toute la longueur de la plaie, à un centimètre et demi environ en dedans du bord externe. Les deux lèvres de cette incision sont prises avec des pinces et la lèvre externe est disséquée de dedans en dehors jusqu'au bord externe du muscle. Cette dissection est des plus faciles, la gaine n'adhérant qu'à une intersection fibreuse qui se trouve vers le tiers supérieur de la plaie, mais qui n'est pas constante. Le bord externe du muscle est dégagé avec la sonde cannelée et refoulé en dedans. Deux écarteurs le maintiennent et la paroi postérieure de la gaine du grand droit se trouve largement découverte. On voit une artériole, une vésicule et un filet nerveux traversant obliquement le champ opératoire à sa partie moyenne.

« Le feuillet postérieur de la gaine, *fascia transversalis,* est incisé à son tour à un centimètre et demi environ en dedans du sommet de l'angle *dièdre* formé par sa réunion avec le feuillet antérieur. Cette incision doit être très prudente, car à ce niveau le *fascia transversalis* est directement appliqué sur le péritoine sans la moindre interposition de tissu graisseux. La gaine et le péritoine sont fendus sur la même ligne, et les bords de l'ouverture sont fixés avec des pinces. Il faut veiller à ne pas blesser les vaisseaux épigastriques qui passent à une petite distance de l'extrémité inférieure de l'incision.

Si l'appendice est adhérent dans la profondeur, il faut prolonger l'incision en bas en obliquant un peu en dehors de la gaine du muscle droit pour éviter les vaisseaux épigastriques. Sur 12 opérations je n'ai eu à les lier qu'une fois. »

INDICATIONS DE L'INCISION LATÉRALE

1° ***Dans l'appendicite.*** — Proposée par Marc Schuller (1) et Jalaguier. On lui a fait le reproche de favoriser l'infection du péritoine par ouverture de collections avoisinant l'appendice.

Un autre inconvénient de cette incision serait que, la cicatrice étant parallèle à la direction du cæcum, celui-ci pourra faire effort sur toute la longueur de la plaie et des hernies pourront se produire plus facilement.

Ce dernier reproche semble peu fondé, le muscle droit étant là pour soutenir la cicatrice.

2° ***Dans le cas de lésions annexielles.*** — Cette incision pourrait remplacer l'incision médiane au cas où l'unilatéralité des lésions serait bien reconnue.

3° ***Dans les interventions sur l'intestin.*** — Elle pourra servir dans les interventions sur le cæcum, le côlon ascendant ou descendant.

4° ***Dans les interventions sur le foie et les voies biliaires.*** — C'est cette incision qui a été le plus souvent employée, 23 fois sur 53 observations (2). Dans ce cas elle doit commencer au rebord costal.

5° ***Dans la splénectomie.***

---

(1) MAX SCHULLER. *Arch. de Langenheck*, 1889, p. 856.
(2) JORAND. *Thèse*, Paris, 1895.

III

On a employé pour l'appendicite diverses autres incisions que nous allons décrire.

1° ***Incision dans la fosse iliaque droite.*** — Cette incision proposée par Roux est adoptée par Trèves, Reclus et la plupart des chirurgiens ; c'est l'incision classique de l'appendicite.

Voici comment Roux décrit son incision : « Notre incision est parallèle au ligament de Poupart, parties égales en dedans et en dehors de l'artère iliaque antérieure et supérieure, dont elle est éloignée de un demi à deux centimètres. Nous n'hésitons pas à lui donner une longueur de 15 à 18 centimètres (c'est le meilleur moyen d'opérer sûrement) incisant couche par couche jusqu'au fascia transversalis, on trouve en haut et en arrière un seul rameau artériel qui donne quelque peu. Arrivé sur le fascia on incise le péritoine.

Jayle (1) étudiant la question trouve avec justesse qu'un aussi grand débridement affaiblit la paroi abdominale et détermine des éventrations consécutives. Aussi, de même que pour les salpingo-ovarites, on tend de plus en plus à pratiquer de petites incisions.

Robert T. Morris (2) insiste sur la nécessité de faire

---

(1) Jayle. *Presse médicale*, 25 août 1894.
(2) Robert T. Morris. *American Journ. of Medical Soc.*, juin 1891.

une incision de 4 centimètres seulement quand on opère à froid.

Sans aller aussi loin on pourra se contenter le plus souvent d'une incision de 8 à 10 centimètres.

On évitera avec soin l'artère épigastrique qui doit être laissée à la partie interne de l'extrémité inférieure de l'incision.

Au moment d'ouvrir le péritoine on ne le fera qu'avec la plus grande prudence, se souvenant que le cæcum et l'appendice peuvent être adhérents.

Cette incision présente le gros inconvénient de ne donner qu'une suture aponévrotique sans soutien musculaire.

2° ***Incision de Mac Burney*** (1). — Pour éviter les éventrations consécutives, Mac Burney incise la paroi abdominale de la façon suivante : « L'incision doit être perpendiculaire à une ligne allant de l'épine iliaque antérieure à l'ombilic, située à environ 2 centimètres et demi de l'épine iliaque et d'une longueur de 10 centimètres, dont 3 au-dessus de la ligne fictive iléo-ombilicale. Le muscle oblique externe et l'aponévrose sont alors sectionnés, en ayant grand soin de séparer leurs fibres, sans les couper, perpendiculairement à leur axe. Chacune des deux lèvres musculo-cutanées est alors rétractée fortement de façon à bien mettre en évidence le muscle oblique interne, dont les fibres croisent obliquement celles du muscle superficiel. A l'aide d'un ins-

(1) Mac Burney. *Annals of Surgery*, juillet 1894.

trument mousse, les fibres de l'oblique interne et du transverse sont alors séparées, en ayant toujours soin de ne pas les sectionner. Deux écarteurs sont nécessaires pour faire bailler l'incision et mettre à découvert le fascia transversalis et le péritoine ».

Ce procédé présente l'inconvénient de demander de nombreux écarteurs et du temps. L'écartement des fibres musculaires est laborieux, accompagné de suintement sanguin. On risque de troubler l'intégrité musculaire et d'avoir une éventration.

Nous ne parlerons pas des incisions d'urgence, telles que celles de Mohammed qui n'ont pour but que d'ouvrir un abcès et qui souvent doivent être faites sans règle.

CHAPITRE II

DES MATÉRIAUX A SUTURE

I. — *Fils à suture.*

Aujourd'hui les seuls fils qu'on emploie sont la soie, le catgut, le crin de Florence et le fil d'argent, auxquels nous ajouterons le tendon de la queue de kanguroo, inusité en France mais très employé en Amérique(1).

L'usage des fils de chanvre et de lin a été complètement abandonné, de même que les différentes sortes d'épingles plus ou moins perfectionnées qu'on employait pour les différentes sutures tant profondes que superficielles.

Les fils de chanvre et de lin se stérilisent en effet difficilement et leur porosité en fait de véritables nids à microbes sur le trajet desquels la suppuration est la règle. Ils ont été remplacés avantageusement par la soie.

Quant aux épingles, leur emploi est long et compliqué. Nous ne citerons qu'à titre de mémoire la suture employée anciennement par Spencer Wells. Il plaçai

---

(1) Henri O'Marcy. *Britisch medical Association.* Montréal, 1897.

à un travers de doigt les unes des autres des épingles dorées comprenant toute l'épaisseur de la paroi. Il les réunissait ensuite par des 8 de chiffre en fil fin ordinaire. On comprend facilement les inconvénients de ce procédé et des autres similaires.

Soie.

La soie est un très bon fil pour les sutures profondes et même superficielles, lorsqu'on emploie le procédé intra-dermique. Pour avoir un fil solide il faut choisir la soie tressée, plate et non tordue qui se fait sous douze numéros différents.

Stérilisation de la soie. — Si l'asepsie absolue des fils est nécessaire en général, elle l'est plus encore pour la soie, corps non résorbable ou du moins très peu résorbable, destiné à rester dans les tissus.

Pour stériliser la soie on s'est servi de divers procédés, d'abord de l'étuve humide ou de l'autoclave. La soie est enroulée soit sur des bobines de verre, soit sur des cadres métalliques. Une précaution à prendre est de ne faire au plus qu'une ou deux couches de fil. Sans cela l'épaiseur des fils superposés nuirait à la stérilisation des couches profondes. La soie sortie de l'autoclave est conservée dans une solution phéniquée à 5 pour 100.

Schweimelbusch a fait construire une boite où la soie est à la fois stérilisée et conservée. Cette boîte porte un couvercle à charnière et une paroi latérale que l'on peut rabattre. La soie est enroulée sur de petits tambours métalliques formés de quatre tiges parallèles réunies à leurs extrémités par deux disques percés de trous. De cette façon la vapeur peut facilement porter son action stérilisatrice sur toute la soie. Chacun de ces tambours est mobile autour de tiges soudées à la boîte. Une plaque fixe et percée de trous pour laisser passer les fils protège la soie contre toute infection. Pour la stérilisation on ouvre la boîte et on la place dans l'étuve à vapeur.

L'entretien difficile de cet appareil qui se dénickèle et s'oxyde vite, qui se nettoie difficilement a poussé Forgues à en construire un plus pratique.

Nous croyons que ces appareils compliqués peuvent être remplacés par un dispositif plus simple, et qui présente cet avantage que la soie est préparée au dernier moment. Avantage considérable, car nous avons toujours vu les soies conservées depuis quelques temps donner lieu à de la suppuration.

Voici le procédé généralement employé. Les soies enroulées sur des cadres métalliques ou des bobines à claire voie sont soumises à l'ébullition pendant vingt-cinq à trente minutes dans un récipient quelconque à portée du chirurgien. Celui-ci ne les prend qu'au moment de s'en servir. Il est bon de ne les faire bouillir qu'une fois et au dernier moment, des ébullitions répétées les rendant cassantes.

Avantages de la soie. — Lorsque la soie est parfaitement aseptique elle est bien supportée par les tissus.

Elle est d'un maniement facile et tient bien le nœud.

Elle présente une grande résistance.

Sa résorbabilité très minime fait qu'elle maintient longtemps les tissus en coaptation parfaite.

Inconvénients de la soie. — Si une faute a été commise contre l'asepsie, la soie, ne se résorbant pour ainsi dire pas, est une cause interminable de suppuration.

Elle présente l'inconvénient de l'infection secondaire, se produisant parfois très tardivement après l'intervention.

Cette infection secondaire peut venir soit d'un foyer septique, situé au voisinage, tel qu'un drainage, soit d'une auto-infection venant du mauvais état général du sujet.

La suppuration occasionnée ainsi dure jusqu'à l'élimination du fil.

En résumé la soie est le fil de choix pour les sutures profondes, toutes les fois qu'on est sûr de son asepsie et qu'il n'existe pas dans le voisinage de foyer septique.

Catgut.

Stérilisation du catgut. — Nombreux sont les procédés qui ont été employés.

Voici le procédé dont se sert Pozzi : le catgut est d'abord dégraissé soigneusement à l'éther puis stérilisé dans l'étuve sèche à 110 degrés pendant une heure. Il est ensuite trempé dans une solution de sublimé au 1/1000 puis maintenue dans l'essence oleum juniperi durant plusieurs semaines : il en est ensuite retiré et conservé dans l'alcool rectifié, additionné d'un dixième d'essence de genévrier.

D'après Pozzi le catgut au genièvre présente une ténacité et une flexibilité bien supérieures à celles du catgut conservé à l'huile phéniquée.

Bergmann plonge le catgut pendant 10 à 14 jours dans la solution suivante :

Sublimé.	4	grammes.
Esprit de vin.	800	—
Eau distillée.	200	—

Cette solution est de temps en temps renouvelée puis, pour être conservé, le catgut est placé dans la suivante :

Sublimé.	1	gramme.
Esprit de vin.	800	—
Eau distillée.	200	—

J. Lucas Championnière fait macérer le catgut pendant cinq ou six mois dans une solution d'acide phénique cristallisé dans l'huile d'olive.

Mickulicz plonge le catgut d'abord dans la glycérine phéniquée puis dans une solution à 1/2 pour 100 d'acide chromique et le conserve dans l'alcool absolu.

Doderlein plonge le catgut dans une solution d'acide chromique à 1 pour 1000 et le stérilise pendant deux heures dans une étuve à 130°.

De même Braatz, Brunner, Partridge, Clinton, Cushing, ont inventé différents procédés de désinfection chimique.

Citons encore le procédé de M. Baudoin, qui consiste en plusieurs ébullitions successives dans une solution de sublimé au 1/1000. On emploie beaucoup le catgut, préparé suivant la méthode de Répin. Le catgut est stérilisé pendant une heure dans les vapeurs d'alcool anhydre à 120°, et conservé ensuite dans des tubes fermés à la lampe, contenant quelques centimètres cubes de bouillon stérilisé. Ce procédé de conservation sert de contrôle et de garantie ; si en effet la stérilisation du catgut n'a pas été complète, le bouillon ne tarde pas à devenir trouble. Les tubes sont brisés au moment où l'on s'en sert, mais il est bon de les remettre à tremper dans une solution phéniquée pour que les débris de verre ne viennent pas souiller le catgut.

Avantages du catgut. — La propriété qu'il possède de se dissoudre et d'être résorbé assez rapidement le rend d'un prix inestimable pour les ligatures perdues.

Inconvénients du catgut. — Le catgut idéal serait évidemment le fil de choix, mais en pratique il présente différents inconvénients.

La stérilisation du catgut ne peut se faire extemporanément, et doit par conséquent être confiée à des aides qui doivent être très sûrs, ou bien on se servira du catgut du commerce, qui, même de l'avis de ses défenseurs, est toujours défectueux et souvent mauvais.

Le catgut doit se résorber, mais cette qualité dépend dans une trop large part de la grosseur du fil et de son mode de préparation. Nous lisons dans une thèse récente un cas de M. Bazy où au bout de huit mois, pas un des catguts préparés au formol ne s'était résorbé.

Nous avons vu nous-même plusieurs cas où, au bout de deux ou trois mois, se retrouvent des catguts non résorbés. Par contre Ratchinsky prétend avoir vu le catgut se résorber en trois jours. Il est vrai qu'il n'ajoute pas de quelle façon était préparé ce catgut.

Le catgut a pour lui sa grande élasticité, mais il tient moins bien le nœud que la soie. Dans un surjet, il est d'un maniement plus difficile que celle-ci. Le catgut glisse dans les doigts et ne se serre pas aussi facilement que la soie.

Les deux fils ont cependant leurs partisans. A la Société de chirurgie : Pozzi, Lucas Championnière, Bazy ont défendu le catgut.

Bouilly, Quénu, Terrier préfèrent la soie stérilisée, si possible, dans l'étuve à 120°-130°.

Cependant le catgut seul ne doit pas être rendu responsable des accidents graves (phlegmons, sphacèles) survenus dans le service de Kocher et cités par Monod.

Comme conclusion nous dirons que le catgut bien préparé vaut mieux que la soie, mais que celle-ci a l'avantage d'une stérilisation et d'un maniement plus faciles. Quand on aura des raisons de craindre une infection secondaire des fils, il ne faut pas hésiter en ce cas, et employer le catgut.

Du fil d'argent.

Nous arrivons aux fils qui sont destinés à être enlevés au bout d'un certain temps, fils qui ne peuvent en aucun cas être perdus.

L'introduction des fils métalliques par les gynécologues américains Sims et Bozeman fut pour la chirurgie ancienne un progrès immense. Succédant aux fils de chanvre et de lin ils donnèrent, à un moment ou ni antisepsie ni asepsie n'étaient connues, des résultats inattendus et devinrent l'objet d'un véritable enthousiasme.

On a employé le fil de fer, le fil de cuivre qui n'ont guère pour eux que leur bon marché, aussi le seul fil métallique dont l'usage s'est conservé est le fil d'argent.

Stérilisation des fils d'argent. — On peut les chauffer dans l'étuve sèche à 120° et les conserver ensuite dans l'alcool rectifié, mais il est bon de les soumettre à l'ébullition au moment même de s'en servir.

Avantages et inconvénients du fil d'argent. — Les fils d'argent ont pour eux leur stérilisation facile, mais on peut leur reprocher quelques inconvénients.

Ils blessent et coupent plus les tissus que les autres fils, lorsqu'ils embrassent une masse un peu épaisse, par exemple dans les laparotomies, lorsqu'on a affaire à une paroi fortement adipeuse.

Leur emploi exige plus de temps et une habitude plus grande que les autres fils, ou bien l'emploi d'aiguilles spéciales.

De plus, si on les coupe courts, leurs extrémités piquantes risquent de blesser les parties.

Enfin leur ablation, surtout lorsqu'ils sont gros et profonds, est souvent fort douloureuse.

Crin de Florence.

Le crin de Florence fait avec les glandes séricigènes du ver à soie est employé pour le même usage que les fils métalliques. On le stérilise de la même façon que le fil d'argent, mais il est absolument nécessaire de le mettre, pendant une demi-heure avant de s'en servir, à tremper sinon à bouillir dans une solution phéniquée ou sublimée, sans cette précaution il présenterait une raideur très incommode.

Avantages et inconvénients du crin de Florence. — Il est moins cassant que le fil d'argent, mais aussi moins flexible que lui. Son maniement est plus rapide et plus facile que celui du fil d'argent.

Son ablation est moins douloureuse.

Quand on s'en sert il faut bien surveiller la façon dont on fait le nœud, sans cela on n'obtient qu'un affrontement relatif et mauvais.

Comme le fil d'argent, il coupe facilement les tissus et occasionne des cicatrices en échelle de perroquet.

Quelquefois enfin, le crin de Florence présente une résistance insuffisante, on l'a vu céder sous des efforts de vomissement.

Tendon de kanguroo.

Ce fil réalise à la fois les avantages de la soie et du catgut sans avoir leurs inconvénients. En effet il tient aussi bien que la soie et se résorbe comme le catgut sans jamais se relâcher comme lui.

On choisit les fils tirés du tendon de la queue du kanguroo. Ils sont d'une force extrême, supérieurs à celle des fils d'argent, ils ne sont pas septiques, par définition comme le catgut, mais au contraire ils sont naturellement aseptiques et faciles à maintenir dans un état de stérilisation absolue. Lorsqu'ils ont été imprégnés d'acide chromique, ils ne sont résorbés qu'au bout de trois mois. Jamais les nœuds ne se relâchent.

II. — Aiguilles à suture.

Nous n'insisterons pas sur les nombreuses variétés d'aiguilles qui ont été employées. On peut les résumer à deux types principaux. Les aiguilles à chas mobile et montées sur manche, telles que l'aiguille de Reverdin et les petites aiguilles qui nécessitent l'emploi de porte-aiguilles, telles que celles de Hagedorn.

CHAPITRE III

Avant d'étudier la façon dont nous ferons une bonne suture, voyons quels sont les inconvénients qu'il faut éviter.

Ils sont au nombre de deux: la difformité de la cicatrice et l'éventration.

Difformité de la cicatrice. — C'est de beaucoup le moins important des deux.

On peut avoir, au lieu d'une cicatrice linéaire, une cicatrice large de plusieurs millimètres, voire même un centimètre, qui prend un aspect spécial aux tissus de cicatrices. D'abord rougeâtre pendant les premiers mois, elle devient bientôt d'un blanc *livide* tranchant sur les parties voisines.

Cet inconvénient tient à deux causes: soit à une suppuration superficielle ou profonde de la paroi, soit à un affrontement imparfait de la peau. Dans ce cas, en effet, on pince entre les deux lèvres cutanées de petits pelotons adipeux qui se sphacèlent d'abord et donnent lieu ensuite à de petits bourgeons charnus laissant après eux une cicatrice vicieuse. Ou bien une lèvre de la plaie se recourbe en dedans et laisse à nu la surface cruentée de l'autre lèvre qui la surmonte. La terminaison se fait comme précédemment par bourgeonnement. Cette faute a pu être suivie de désunion de la peau.

Les cicatrices non rectilignes, incurvées à leurs extrémités seront facilement évitées lors de l'incision. Notons enfin les cicatrices que nous nous permettrons d'appeler en échelle de perroquet. Cet aspect est le suivant: au milieu, cicatrice verticale due à l'incision, cicatrice coupée perpendiculairement par d'autres correspondant à la place de chacun des fils, les unes longues de plusieurs centimètres, là où étaient les fils profonds, les autres plus courtes à la place des fils superficiels.

Ces traces de fils sont dues soit à ce qu'ils étaient trop serrés, soit à ce qu'ils ont été laissés trop longtemps en place.

La cicatrice peut enfin être difforme à la suite d'un drainage sus-pubien.

Malheureusement, on ne peut guère éviter cet inconvénient, aussi doit-on, toutes les fois que le cas le permet, remplacer le drainage sus-pubien par le drainage vaginal.

De l'éventration. — La complication la plus grave d'une mauvaise suture est l'éventration.

On entend par éventration la sortie des viscères par relâchement de la cicatrice, sur une solution de continuité du plan musculo-aponévrotique.

Les auteurs classiques sont assez brefs sur cette affection et sur sa fréquence.

En consultant les statistiques de laparotomie pour lésions utéro-annexielles, nous trouvons que d'après

Winter (1), sur 1,000 opérations faites à la clinique de Berlin, un tiers souffrent de hernies post-opératoires. Il est vrai que depuis qu'il a adopté la suture en étages sur une nouvelle série de 212 opérations il n'a plus eu que 12 hernies.

Zweifel (2) ne compte guère que 2 à 3 pour 100 de hernies.

Pauchet (3), exposant les statistiques de son maître Richelot, arrive à une proportion de 1 sur 20.

Terrier, dans une statistique de 1891 de 25 ovariotomies, a eu 10 éventrations dont 4 peu importantes.

Il est vrai que depuis qu'il emploie la suture en étages, la proportion des éventrations s'est beaucoup atténuée.

Terrillon sur 184 laparotomies n'a eu que 10 éventrations.

Wylie (4) sur 67 laparotomies qu'il pratiqua en 1886 a vu 5 hernies post-opératoires.

Mais, si nous venons à consulter les statistiques d'éventration, après intervention sur l'appendice, nous voyons que la proportion devient plus élevée. Elle a été signalée par les chirurgiens américains. Sur 8 observations citées dans la thèse de Damaye nous trouvons 2 éventrations (5).

---

(1) Winter. *Société allemande de gynécologie.*

(2) Zweifel. *Ibid.*

(3) Pauchet. *Thèse*, Paris, 1896.

(4) Wylie. *The American Journal of*, 1887, n° 10. *Bull. New-York Medical Record*, 20 avril 1892.

(5) Damaye. *Thèse*, Paris, 1895.

L'éventration se produit en général dans les deux ans qui suivent l'opération. Cependant on en a vu survenir 4, 5 et même 10 ans après l'intervention.

Sur 6 éventrations que nous avons eu l'occasion de voir opérer pendant notre troisième année d'internat, 4 s'étaient produites dans l'année qui avait suivi l'intervention, 1 s'était produite à la suite d'un drainage sus-pubien.

2 autres s'étaient déclarées au bout de plus de 2 ans. Les malades sujettes à des travaux pénibles avaient cessé de porter leur ceinture.

Le volume de l'éventration est très variable.

Dans le cas le plus simple on ne voit que la peau flasque et déprimée en un point de la cicatrice. C'est seulement lorsqu'on fait tousser le malade que l'on voit apparaître une petite tumeur présentant les signes des hernies en général.

Dans d'autres cas, au contraire, c'est une tumeur volumineuse occupant parfois presque toute la longueur de la cicatrice.

Quelle qu'elle soit, la tumeur une fois réduite, on sent facilement avec le doigt un orifice plus ou moins grand dans l'aponévrose.

Outre qu'elle est une difformité désagréable, l'éventration donne lieu à des douleurs, des tiraillements. Dans un cas de Picqué elle a même donné lieu à de véritables accidents d'étranglements. Dans un cas de Reynier, une volumineuse éventration se rompit tout à coup pendant des efforts de toux et la malade n'eut que le temps de retenir ses intestins dans son tablier.

Sur 27 observations citées dans la thèse de Wertheimer on a noté 7 fois l'étranglement terminé plusieurs fois par la mort.

On peut ramener à trois catégories les causes qui engendrent l'éventration :

1° Défaut de réunion du plan musculo-aponévrotique ou relâchement de la cicatrice ;

2° Circonstances qui déterminent la réunion de ce plan par seconde intention.

3° Circonstances qui relâchent et déchirent la cicatrice.

Défaut de réunion du plan musculo-aponévrotique. — La réunion du plan musculo-aponévrotique se fait d'une façon insuffisante toutes les fois que l'on n'a pas soin d'affronter exactement les deux lèvres de l'incision au moment de la suture.

La suture des plans en masse prédispose à cet inconvénient. Le plan aponévrotique ne se trouvant plus sous les yeux du chirurgien, une lèvre peut chevaucher sur l'autre. Entre deux points trop écartés il peut se produire un bâillement dans lequel s'introduira le péritoine au moment d'un effort de la malade. Dans la suture par plans, on aura une réunion insuffisante si les points sont trop écartés, si un surjet n'est pas assez serré, si l'affrontement n'est pas exact.

2° *Circonstances qui déterminent la réunion de l'aponévrose par seconde intention.* — Elles sont au nombre de deux, la suppuration et le drainage sus-pubien.

La suppuration de la paroi, principalement des fils profonds avec ou sans élimination, est sans conteste la cause la plus fréquente des éventrations. Sans être aussi affirmatif que l'auteur d'une thèse récente qui prétend que le mode de suture n'intervient pour rien et que la suppuration est seule coupable, nous dirons cependant qu'elle intervient dans plus de la moitié des cas.

Le drainage sus-pubien est, lui aussi presque toujours suivi d'éventration, c'est ce qui a provoqué l'emploi des fils dits d'attente, comme on le verra plus loin.

3° *Circonstances qui déchirent et relâchent la cicatrice.* — Un mauvais pansement post-opératoire qui ne maintient pas suffisamment la paroi au moment des efforts de vomissement des premiers jours. Dans ce cas les fils coupent, peuvent même se casser et ne maintiennent plus les parois en contact.

L'abandon prématuré de la ceinture nécessaire surtout chez les personnes sujettes aux efforts violents. Une mauvaise ceinture (Lucas-Championnière). Il est vrai que, par contre, Pozzi et Richelot ont observé des malades qui avaient abandonné prématurément leur ceinture sans avoir eu aucun accident.

L'adipose de la paroi ou la maigreur extrême auxquelles on pourrait ajouter toutes les causes des hernies en général : la faiblesse musculaire, la ptose intestinale, les maladies qui occasionnent des quintes de toux, etc., etc. Enfin un détail qui paraît minime mais qui mérite cependant de la considération : dans les jours qui suivent l'opération, il faut veiller rigoureusement à ce que les malades ne fassent aucun mouvement pour lever la tête. Il est facile de s'assurer, en effet, que chacun de ces mouvements s'accompagne d'une forte tension des muscles, d'où tiraillement de la cicatrice.

Wertheimer a encore cité la grossesse, l'ascite, les tumeurs volumineuses mais sur le nombre d'éventrations, ces causes n'interviennent que dans un nombre de cas minime.

Martinelle et Fosola attribuent aussi la plus grande fréquence de l'éventration sus-pubienne à la distension de la vessie. Nous croyons plutôt que la prédominance de ce siège est due à ce qu'il est le lieu d'élection de la suppuration.

Enfin on rencontre chez certains sujets des tissus qui ont une tendance déplorable à la distension et à la friabilité. Alors les fils les plus aseptiques coupent les tissus et malgré le soin apporté aux interventions, l'éventration se reproduit périodiquement au bout de quelque temps. Avant de terminer ce chapitre il convient d'insister sur la façon dont se produit la suppuration.

Quand et comment se produit la suppuration ?

Elle peut se produire très rapidement dès les premiers jours qui suivent l'intervention et se traduire par une élévation de température qui pourrait en imposer pour des phénomènes péritonéaux, n'était l'état général relativement bon et la douleur localisée à la cicatrice, sans tympanisme, sans phénomènes abdominaux. Dans ce cas, dès le premier pansement on trouve du pus et une désunion plus ou moins complète de la cicatrice.

Mais d'autres fois tout se passe bien pendant les

quinze premiers jours, voire même le premier mois, la réunion superficielle semble parfaite, lorsque se produit une induration profonde de la cicatrice, la peau rougit en un point, bientôt il se produit une tuméfaction, un abcès profond est constitué.

Il reste unique parfois, mais dans d'autres cas au contraire, ce n'est que le commencement d'une série de petits abcès qui vont se succéder sur toute la cicatrice, jusqu'à ce que tous les fils profonds soient éliminés.

Le volume de ces abcès varie beaucoup depuis les plus petits jusqu'au décollement intéressant toute la profondeur de la cicatrice.

La suppuration peut être rapportée à plusieurs causes :

Infection du champ opératoire pendant l'intervention, c'est une cause rare maintenant.

Infection de la plaie due à une stérilisation imparfaite des fils ; infection secondaire des fils, ceci se produit en particulier pour la soie, par un foyer voisin de suppuration, tel qu'un drainage ; une cicatrisation imparfaite de la peau peut infecter aussi les plans profonds.

Enfin, il est une dernière cause sur laquelle ont insisté Bantock et Ratchins-ky et qui est la suivante : quand les fils sont trop serrés, particulièrement chez les sujets à paroi très adipeuse, il se produit un écrasement des tissus de la couche graisseuse peu riches en vaisseaux sanguins. Par suite de cet écrasement il se forme des abcès intra-pariétaux contenant des détritus graisseux, des tissus mortifiés entravant la réunion solide des couches profondes.

CHAPITRE IV

DE LA SUTURE DE LA PAROI

Ayant passé en revue les matériaux à employer et les conditions à observer pour faire une bonne suture, il ne reste plus qu'à exposer les nombreux modes de sutures qui ont été employés.

Aujourd'hui tous les laparotomistes suturent le péritoine, mais, au point de vue historique, il n'est pas inutile de noter qu'il n'en a pas toujours été ainsi.

Les premiers ovariotomistes (Kœberlé, Clay, etc...) n'intéressaient jamais le péritoine par cainte de l'irritation du péritoine due à la suture et à l'effusion du sang provenant des piqûres et entrant dans le sac péritonéal. Les méthodes antiseptiques et aseptiques ont nécessairement fait justice de ces craintes depuis longtemps.

Spencer Wells remarqua le premier que lorsqu'on ne suture pas le péritoine, on s'expose à ce qu'il contracte avec l'intestin des adhérences, causes futures d'obstruction intestinale. Lorsqu'on le suture, au contraire, il est déjà fermé quelques heures après l'opération. Il ouvre aussi la période actuelle en pratiquant des points profonds, comprenant tous les plans sauf les muscles.

Quand on évitait de placer des sutures sur le péritoine, il existait deux procédés. Dans le premier on réunissait en une fois les deux couches (cutanée et musculaire) de la paroi abdominale. Dans le second, proposé en 1874 par Kœberlé, on réunissait isolément les feuillets profonds et ensuite la couche cutanée. Pour la peau, Kœberlé se servait, il est vrai, non de fils, mais de bandelettes collodionnées qui laissaient passer l'extrémité des fils profonds. Pour ces sutures on a employé successivement des fils de soie enchevillés avec des morceaux de soude en gomme (Kœberlé), des fils de fer, d'argent, des épingles dorées, etc...

De nos jours on peut ranger sous deux grands chefs les diverses sutures employées : *suture en masse* et *suture par plans*. Cette dernière étude comprenant de nombreux procédés pour chaque plan en particulier.

I. Suture en masse.

Pour cette sorte de suture, on a d'abord employé les épingles d'argent, c'est ainsi que Spencer Wells prenait des épingles dorées comprenant toute l'épaisseur de la paroi et placées à un travers de doigt les unes des autres. Elles étaient réunies ensuite par des 8 de chiffre en fil fin ordinaire.

Richter se servait de fils de lin pour la suture profonde et intercalait entre des fils d'argent superficiels.

Pour pratiquer la suture profonde, on a commencé par faire usage d'aiguilles courbes enfoncées à l'aide de pinces ou d'un porte-aiguilles, mais l'emploi de ces aiguilles allongeait inutilement l'opération. Convaincu de leur usage défectueux, on les a remplacées par des aiguilles tubulées dont le maniement n'était guère plus facile, et on en est arrivé actuellement à ne se servir que de l'aiguille de Reverdin que tout le monde connaît, ou d'aiguilles faites sur le même principe.

Comme fils on prend : le crin de Florence, le fil d'argent ou la soie et on procède comme il suit :

On commence par placer les fils profonds qui intéressent toute l'épaisseur de la paroi. Ces fils ayant à supporter une résistance considérable doivent être choisis très résistants. Quand on emploie le crin il est bon de le mettre double.

Avec une aiguille courbe on pique la peau à environ 2 à 3 centimètres de l'incision, et traversant successivement les différents plans de la paroi, on ressort à travers le feuillet péritonéal et près de son bord. L'aiguille rentre ensuite près du bord de l'autre lèvre péritonéale pour ressortir en un point symétrique de celui où elle est entrée. Au moment où l'aiguille traverse les surfaces péritonéales, l'aide doit veiller à ce que l'intestin ne soit pas touché et le refouler au besoin à l'aide de la main recouverte d'une compresse aseptique.

Il faut veiller à ce que les points d'entrée et de sortie du fil soient bien au même niveau. On ne noue pas immédiatement le fil, on se borne à en placer les deux chefs dans une pince à pression.

Ce premier point placé, on en place de même un second à 3 centimètres du premier. On place ainsi tous les fils profonds sans les nouer. Pour une incision moyenne, 6 ou 8 suffisent en général.

Tous les points étant placés, on les noue successivement en ayant soin d'affronter les plans aussi bien que possible.

Il ne reste plus qu'à placer des points superficiels intercalaires nécessaires pour l'affrontement complet de la peau. Il en faut un ou deux entre chaque point profond.

Ce procédé, employé il y a quelques années encore par presque tous les chirurgiens, a perdu aujourd'hui beaucoup de ses adeptes, du moins en France.

D'après Ratchins-ky, ce procédé est généralement employé en Allemagne, en Russie, à Londres. Bantock, Thorton, Meredith en sont partisans.

Sabino Cœhlo, Byford, Alban Dorein préfèrent ce système.

Dupont (Th. Paris, 1893) exposant les idées de P. Delbet conclut aussi à la suture en masse.

Enfin Diriart (1) exposant la technique de M. Routier dans l'hystérectomie abdominale totale la décrit ainsi :

Fils profonds comprenant : peau, tissu cellulaire, gaine des droits, muscle et péritoine au nombre de quatre ou cinq seulement, serrés lorsqu'ils sont tous passés.

---

(1) Diriart. *Annal. gynécol.*, t. XLVIII, juillet 1896.

Fils superficiels intercalaires pour affronter la peau.

Crins de Florence, sauf le cas de paroi très épaisse où on les remplace par des fils d'argent.

Par contre Terrier, Pozzi se sont élevés contre ce procédé à la Société de chirurgie, d'accord en cela, comme nous le verrons plus loin, avec la majorité des chirurgiens français.

Quels sont donc les arguments que l'on peut formuler pour ou contre cette suture ?

Avantages de la suture en masse. — Elle a pour elle la rapidité due à sa simplicité. Le premier de ces avantages n'est à considérer que lorsqu'une indication précise ordonne de terminer au plus vite l'opération (longue durée de l'intervention, malade affaiblie par une hémorragie, accidents dus à l'anesthésie).

Elle expose beaucoup moins à la suppuration que la suture à fils perdus, surtout lorsqu'on emploie le crin de Florence ou le fil d'argent, fils facilement stérilisables. La suppuration tardive n'existe pas, puisque tous les fils sont enlevés au bout de 10 à 12 jours, d'où moins grande fréquence des accès pariétaux, l'abcès profond n'existe pas, pas d'élimination tardive des fils.

Inconvénients de la suture en masse. — Mais en regard de ses avantages elle a de multiples inconvénients, il est à peu près impossible d'obtenir une réunion parfaite des aponévroses.

Supposons le cas d'une laparotomie médiane. L'aponévrose abdominale a été incisée sur un des muscles droits, soit celui du côté droit.

L'aponévrose doit être attirée de même côté, alors ce muscle sort de son enveloppe d'où on l'extrait. Après avoir introduit les fils à travers toute l'épaisseur des parois abdominales en masse pendant la fermeture de la plaie, l'aponévrose contractée n'entre pas en contact avec le côté correspondant. Dans ce cas le muscle ou le tissu adipeux séparent les bords et laissent dans la plaie un point faible. Dans quelques cas, après la dissection de l'aponévrose, les muscles eux-mêmes se rétractent un peu en dehors, de sorte qu'au moment de la fermeture de la plaie, le contact entre ces muscles est moins complet qu'entre les bords de la peau et du péritoine qui, surtout après l'ablation des grosses tumeurs, présentent même un excès de tissu.

Laroyenne a fait à ce sujet des expériences sur le cadavre et a constaté que lorsqu'on suture en masse, la peau fait toujours obstacle à la réunion de l'aponévrose.

Nous voyons aussi dans les expériences de Delbet, citées dans la thèse de Dupont, que même sur des cadavres on n'obtient qu'une réunion relative.

Dans ce procédé, il est de plus nécessaire de serrer très fortement les fils profonds, d'où presque inévitablement écrasement des tissus et les conséquences qui s'ensuivent.

Les fils profonds coupent la peau et laissent une cicatrice.

On retire ordinairement les fils dans le courant de la seconde semaine, la cicatrice aponévrotique est encore fraîche et elle reste sans soutien, prédisposée par conséquent à une distension qui favorisera les hernies.

II. Suture en étages.

Cette suture, d'abord proposée par Kovacs, Tillmann, Bako et Hagedorn (1) fut bientôt adoptée en Allemagne par Schrœder, Keller, Martin; en France par Doléris et Vulliet, mais c'est Pozzi qui fit à ce sujet la première communication au Congrès de chirurgie en 1888.

Elle peut se faire en trois plans seulement : 1° péritoine; 2° plan musculo-aponévrotique ; 3° peau.

On peut multiplier les plans en suturant séparément l'aponévrose profonde, les muscles, l'aponévrose superficielle.

Suture du péritoine. — Elle peut se faire en surjet ou par points séparés.

Du surjet. — C'est l'imitation de la couture du même nom employée pour coudre les étoffes.

Pour cette sorte de suture, on emploie de la soie ou du catgut n° 5, et l'on prend un fil assez long pour aller d'un bout à l'autre de la plaie.

Ceci fait, l'aiguille de Reverdin est passée aussi près que possible de l'un des angles de la plaie et on place le fil de façon à avoir un chef court et un très long destiné à continuer la suture. On noue ensemble les chefs comme dans un nœud ordinaire et on abandonne le court qui est placé dans une pince.

---

(1) HAGEDORN. *Centralblatt für Chirurgie*, 1882, n°s 37 et 44.

Les points successifs sont faits à l'aide du long chef que l'aide tient en main, bien tendu, de façon à ce que le fil ne se desserre pas à mesure que l'on avance. Au moment de serrer un point, il ne faut pas lâcher brusquement le fil, mais le suivre en le maintenant jusqu'au ras de la plaie sans quoi le point précédent se relâcherait.

Pour terminer et arrêter le surjet on peut se trouver en présence de deux circonstances : si l'on a ramené, pour un second étage complet, l'extrémité terminale du fil près de l'extrémité originelle, on n'a qu'à les nouer ensemble.

Dans le cas contraire, on noue l'extrémité du fil au dernier point du surjet suffisamment étiré pour qu'on ait une anse assez longue.

Quand on emploie le catgut, il est bon de prendre la précaution d'arrêter le surjet par trois nœuds, sans quoi on risquerait de le voir se relâcher.

Le surjet a l'avantage d'être plus rapide que la suture à points séparés.

Lorsqu'on le fait avec soin, il assure aussi bien l'affrontement que la suture à points séparés.

Par contre, le fil étant plus long et restant plus longtemps dans la main de l'aide a plus de chances de s'infecter.

S'il n'est pas serré avec soin, il ne produit qu'une réunion imparfaite du péritoine, d'autre part, si celui-ci est friable, il se déchire plus facilement qu'avec des points séparés, nous verrons plus loin comment on peut éviter cet inconvénient.

Si le fil est infecté, on court le risque d'avoir une infection de toute la cicatrice, et son ablation est parfois difficile.

Suture à points séparés. — Se fait comme une suture ordinaire, il faut placer les points en nombre suffisant pour que le péritoine ne bâille nulle part.

Parfois on a affaire à des parois très tendues (salpingotomie chez une nullipare, laparotomie chez l'homme), dans ce cas il est bon de ne pas prendre le péritoine seul, car il se déchirerait inévitablement, il est nécessaire de prendre en même temps du fascia transversalis et même de l'aponévrose, si la région le permet.

Les fils doivent être coupés très ras, pour en laisser la moins grande quantité possible.

Cette suture est plus longue que la précédente, mais expose moins à l'infection des fils. S'il y a infection, elle peut rester facilement limitée à un, qu'on enlève. Dans le cas au contraire où tous les fils sont infectés, il peut se produire toute une série d'abcès pendant des mois.

Dans cette suture on remplace souvent le point simple par le point en U qui expose moins à la déchirure de tissus friables.

Plan musculo-aponévrotique.

Ce plan ne comprend que l'aponévrose quand on a incisé sur la ligne blanche même, ou si après avoir incisé une aponévrose on a pu récliner le muscle.

Il est musculo-aponévrotique si on incise de principe dans le muscle droit, ou qu'on ait été forcé de le faire par suite de la région sur laquelle on opère.

Cette suture se fait soit par un surjet, soit par points séparés à la soie ou au catgut. Dans le cas de surjet, on peut la faire avec le même fil qui a déjà suturé le péritoine, si le surjet péritonéal a été fait de haut en bas, le surjet musculo-aponévrotique est alors fait de bas en haut, et les deux extrémités du fil peuvent être nouées ensemble. Celà facilite l'ablation dans le cas de suppuration.

Les avantages et les inconvénients sont les mêmes que pour la suture du péritoine. Cependant la résistance étant plus grande du côté des aponévroses, ces points séparés sont peut-être plus avantageux.

Peau.

On peut faire sur la peau soit une suture ordinaire, soit une suture intra-dermique.

La suture ordinaire se fait au crin de Florence ou au fil d'argent et ne présente aucune particularité. Il suffit de prendre quelques précautions.

Placer les points assez près les uns des autres pour que la peau soit bien affrontée dans toute sa longueur. La moindre surface cruentée pourrait être la cause d'une infection primitive ou secondaire, ou tout au moins d'une cicatrice vicieuse.

Veiller à ce qu'une des lèvres de la plaie ne se replie pas en dedans, présentant ainsi sa surface cutanée à la surface cruentée de l'autre lèvre. On retarderait ainsi la réunion.

Placer les points assez près de l'incision pour qu'au

moment où on les serre la peau ne forme pas de plis. Ne pas trop les serrer, ce qui est une cause de douleurs inutile et parfois de troubles réflexes graves chez certains malades nerveux.

Suture intra-dermique.

Cette suture paraît avoir été inventée par Kendal Franks (1), employée par John Hopkins en Amérique où elle est de pratique courante (2), elle a été importée en France par Pozzi (3) et tend à se généraliser de plus en plus.

Merveilleuse dans les interventions sur la face elle a aussi sa place dans les interventions sur l'abdomen, du moins dans un certain nombre de cas.

Indications de la suture intra-dermique. — Elles peuvent se résumer rapidement : toutes les fois qu'il n'y a pas de danger pour le malade à allonger l'intervention et où, d'autre part, il y a avantage à dissimuler la cicatrice.

Elle est proscrite par conséquent : 1° dans les interventions d'urgence et rapides comme dans une laparotomie pour contusion abdominale ;

2° Lorsqu'on n'est pas absolument sûr de son asepsie, ou qu'on est obligé de laisser un drainage (abcès appen-

---

(1) Kendal Franks. On subcuticulad suture. *Brit. med. Journ.*, 1890, t. I, p. 414.

(2) Pozzi. *Société de chirurgie*, 7 février 1894.

(3) Cullen (Thomas S.). Silkornegiut as a subcutaneous suture in closure of abdominal incisions. *American Journ. of Obstretrics*, 1897, II, 171.

diculaire, drainage sus-pubien dans la salpingectomie, etc.);

3° Chez les individus âgés, chez l'homme.

Elle est indiquée, au contraire, dans toutes les laparotomies chez une femme jeune, quand l'abdomen est indemne de cicatrice et qu'on peut faire une réunion complète.

La suture intra-dermique telle que la décrit Pozzi (*Traité gyn. fr.*, p. 64) pourra être à points séparés, ou continue en surjet.

Suture intra-dermique à points séparés. — Les deux lèvres de la plaie étant maintenues bien tendues, on les traverse successivement avec une aiguille, en ayant soin de passer chaque fois dans l'épaisseur du derme, immédiatement au-dessous et le plus près possible de sa surface. Si l'on négligeait cette dernière précaution, on verrait, après avoir noué le fil, les deux lèvres se renverser en dehors et la plaie rester légèrement entr'ouverte.

La suture intra-dermique, à points séparés, n'est possible qu'avec un catgut fin, si l'on se servait de soie, on serait obligé de la laisser en place et comme elle ne se dissout pas, le nœud pourrait faire une légère saillie à la surface de la peau et ultérieurement s'infecter.

Aussi cette suture est peu pratique et préfère-t-on justement la suivante.

Suture intra-dermique continue. — Kendal Franks emploie le catgut, Pozzi préfère la soie. Chez les opérées qui font l'objet de nos observations on a toujours employé la soie fine.

Comme aiguille on a employé les aiguilles de Hagedorn, petites et courbes. Nous nous sommes servis avec succès d'une aiguille de Reverdin fine et légèrement courbe.

Voici la façon dont on pratique cette suture. — L'angle supérieur de la plaie est maintenu fixe et chacune des lèvres est à tour de rôle tendue et un peu renversée à l'aide de deux pinces à disséquer, dont l'une est tenue par le chirurgien et l'autre par son aide.

L'aiguille pénètre d'abord à un centimètre au-dessus de l'angle de la plaie, traverse toute la peau, ressort dans la plaie, entraînant après elle le fil jusqu'au niveau d'un nœud qui y est fait, pour pénétrer dans l'épaisseur d'une des lèvres, où elle suit un trajet intra-dermique de trois à quatre millimètres. Elle ressort et elle est poussée du côté opposé. On pique l'épaisseur de cette seconde lèvre à un niveau qui correspond exactement au point de sortie du fil sur l'autre lèvre.

On continue ainsi à traverser alternativement l'épaisseur du derme à droite et à gauche, jusqu'à la partie inférieure de la plaie. Le trajet du fil dessine un zigzag qui rappelle celui d'un lacet de corset, les œillets étant ici représentés par les trajets intra-dermiques. Quand on est arrivé à la partie inférieure de la plaie, on fait ressortir l'aiguille à un centimètre au-dessous de cet angle, en traversant l'épaisseur de la peau.

On peut serrer chaque point à mesure, ou bien les serrer à la fin en tirant successivement sur chacun à l'aide d'un crochet. On fait un nœud sur le chef inférieur au niveau de la peau pour l'empêcher de se relâcher.

Pour enlever le fil (au bout de huit jours en général), on attire un peu le chef supérieur de manière à amener à l'extérieur une partie cachée du fil, on sectionne à ce niveau et on n'a plus qu'à tirer sur le chef inférieur pour enlever facilement la totalité du fil.

Telle est la suture type, mais nous avons vu y apporter quelques modifications heureuses.

Au lieu de retenir chaque extrémité du fil à l'aide d'un nœud, qui peut ou ne pas maintenir suffisamment le fil, ou être difficile à retrouver, on peut se servir de petits rouleaux de gaze iodoformée ou simplement stérilisée, auxquels on attache le fil, et le fixant de la même façon qu'un taquet fixe un cordage sur les navires.

Lorsqu'on pratique la suture intra-dermique on laisse forcément, entre la plaie musculo-aponévrotique et la suture superficielle, un espace décollé qui peut être assez considérable dans le cas de parois épaisses. Dans cet espace peut se former un hématome qui produirait de la désunion de la cicatrice au moment de l'ablation du fil. Pour remédier à cet inconvénient on peut employer divers procédés.

On peut faire un ou deux points profonds comprenant toute l'épaisseur de la peau et du tissu cellulaire sous-cutané qui maintiendrait les deux lèvres exactement accolées pendant le temps de la cicatrisation.

Il nous a paru aussi simple de faire, à l'aide d'une soie fine, un surjet en lacet dans l'épaisseur du tissu cellulaire, la suture intra-dermique suffit alors à compléter d'une façon parfaite l'accolement des surfaces.

Tels sont les deux procédés types de suture mais la suture sur plans présente un grand nombre de variétés suivant que l'on multiplie ou réduit le nombre d'étages de suture, suivant que l'on suture les muscles après avivement ou simplement l'aponévrose.

Suture de La Torre.

On commence par faire sur le péritoine un premier plan de suture par un surjet au catgut.

Cela fait, au lieu de suturer les lèvres de l'aponévrose de la ligne blanche, on les enlève en coupant avec des ciseaux ou le bistouri le bord interne des muscles droits, eu enlevant, bien entendu une petite tranche des muscles mêmes. On supprime ainsi tout le tissu fibreux de la ligne blanche et un peu de tissu musculaire après avoir fermé la cavité péritonéale pour la mettre à l'abri de tout épanchement sanguin intra-péritonéal. Le suintement sanguin fini, on pratique un second plan de suture à surjet au catgut sur les lèvres du fascia transversalis ou sur celles du feuillet postérieur de la gaine des muscles droits. Avec un troisième étage de sutures à la soie ou au catgut gros je réunis les deux muscles droits en ne serrant pas trop les points ; sans cette précaution les surfaces de section des muscles ne sont plus en contact, les faces supérieures des muscles s'adossent et la réunion ne peut avoir lieu. Les éléments histologiques sont séparés par une mince couche de tissu cicatriciel et les bords des muscles restent éloignés de quelques millimètres. Au contraire, quand les surfaces incisées s'adaptent parfaitement, la fusion des éléments anatomiques se vérifie même sans trace de tissu cicatriciel apparent. Un quatrième plan de suture à surjet au catgut recoud le feuillet antérieur de la gaine musculaire et un cinquième plan à surjet ou à points séparés à la soie, ou au fil d'argent, vient fermer la peau avec le tissu sous-cutané.

Edebohls (1) opère à peu près de la même façon mais ne fait que 3 plans. Un premier surjet comprenant le péritoine, le feuillet profond de l'aponévrose et le muscle. Un second comprenant l'aponévrose superficielle. Ces deux surjets sont faits à l'aide d'un seul fil, d'où un seul nœud profond.

Suture de Wylie et Ott.

Cette suture est en quelque sorte un procédé mixte entre la suture en masse et la suture par étages.

On commence par faire une ligne de sutures comprenant toute l'épaisseur des parois abdominales, mais avant de les nouer on applique un rang isolé de sutures sur l'aponévrose, tandis que Wylie ne suture que l'apo-

---

(1) Edebohls. *The American gyn. und Obstretics Journal*, mai 1896.

névrose et se sert de catgut, Ott prend non seulement l'aponévrose mais les muscles et se sert de soie.

Suture de Schede (1).

Schede emploie une suture particulière, sorte de procédé mixte entre la suture par plans et la suture en masse.

Voici comment il procède : il passe une première série de sutures au gros fil d'argent traversant toute l'épaisseur de la paroi. Avant de les serrer il passe de petits fils d'argent à 1 centimètre les uns des autres ne traversant que le péritoine et la gaine des grands droits. On coupe ces derniers à ras.

Cette suture a été pratiquée par l'auteur dans 151 cas et lui a donné de bons résultats.

Elle ne nous paraît pas présenter d'avantages sur la suture ordinaire en étages et n'a pour elle que l'asepsie facile des fils employés.

Suture de Pryor (2).

Pryor a proposé une suture spéciale pour les cas où l'épaisseur de la couche adipeuse dépasse 2,5 centimètres. On réunit isolément le péritoine et la couche

---

(1) Schede. Congrès allemand de chirurgie, 1893.

(2) Pryor. Prévention de la hernie après la laparotomie. *Medical Record*, 1891, 19 septembre.

musculaire. On ne réunit pas la couche adipeuse ni la peau, mais, après arrosement avec une solution de sublimé, on la tamponne à l'aide de gaze sublimée. On laisse ainsi la plaie pour qu'elle se cicatrise par seconde intention. Selon l'auteur, la cicatrice de la peau qu'on obtient est constituée par un tissu très plan qui forme un tout complet avec la cicatrice par première intention de la couche musculo-aponévrotique et remplace le tissu adipeux trop tendre et la peau qui peut se distendre. Cette cicatrice en se contractant diminue considérablement l'espace dans lequel peut se faire une hernie.

Le gros inconvénient de cette suture réside dans la réunion par seconde intention toujours longue et non exempte de complications.

Combien doit-on faire de plans?

Pour ne pas multiplier les fils perdus et cependant reconstituer solidement la paroi, la suture de choix semble être la suture en trois plans, aussi facile après l'incision latérale qu'après l'incision médiane.

Premier plan, péritonéo-aponévrotique sur lequel on laisse revenir le muscle droit.

Deuxième plan, aponévrotique destiné à refermer la gaine du muscle.

Troisième plan comprenant la peau.

Avantages de la suture en étages. — Elle garantit le parallélisme des différents plans, dont l'affrontement est fait *sous les yeux* du chirurgien.

Les sutures superficielles peuvent être moins serrées, d'où cicatrice moins visible.

Après l'ablation des sutures superficielles on garantit l'intégrité de la cicatrice aponévrotique qui est soutenue par les sutures profondes.

Complétée par la suture intra-dermique elle ne laisse pas de traces.

En regard de ses avantages on ne trouve qu'un inconvénient, le fil perdu qui, en cas de faute d'asepsie, devient jusqu'à son élimination une cause de suppuration.

Suture dans le cas de drainage.

Dans le cas de drainage on doit avoir en vue deux choses : empêcher que le drainage ne soit une source d'infection pour toute la cicatrice et prévenir l'éventration consécutive.

Pour parer au premier inconvénient on peut, il est vrai, choisir la suture en masse, mais il est un moyen préférable : isoler la partie où se trouve le drainage du reste de la plaie au moyen d'un ou deux fils profonds.

Contre le second on emploie avec succès les fils dits d'attente.

On nomme ainsi des fils qui sont passés au moment de l'opération au niveau du drainage, sans être noués.

Au moment où on enlève la gaze ou le drain il ne reste qu'à serrer les fils et la plaie se trouve ainsi entièrement fermée.

OBSERVATIONS (1)

I.

Obs. I. — R..., Clarisse, 22 ans. Laparotomie pour lésions annexielles le 8 février 1896. Suture en trois plans.

Ablation des fils superficiels le 17 février. Réunion par première intention.

Revue la malade en 1897. Cicatrice légèrement chéloïdienne. Pas trace d'éventration.

Obs. II. — G..., Marie, 19 ans. Laparotomie pour lésions annexielles le 12 février 1896. Suture en trois plans (plans profonds au catgut, plan superficiel au crin).

Ablation des fils le 22 février. Léger point de suppuration tari le 2 mars.

Revue en 1897, légère éventration à la partie inférieure de la cicatrice.

Obs. III. — S..., Marie, 22 ans. — Résection de l'appendice à froid le 29 février 1896. Mèche iodoformée, suture par plans.

Ablation de la mèche le 4 mars, et des fils le 10 mars.

Revue en 1897. Pas d'éventration.

Obs. IV. — Ch..., Madeleine, 21 ans. Laparotomie pour kyste de l'ovaire le 3 mars 1896. Suture par plans. Ablation des fils le 14 mars.

Revue en 1897. Cicatrice à peine visible.

---

(1) Toutes personnelles.

Obs. V. — R..., Madeleine, 36 ans. Laparotomie pour kyste de l'ovaire, le 5 mars 1896. Suture en trois plans.

Le 18 mars, léger abcès de la cicatrice.

La malade revue au mois d'avril présentait une cicatrice solide

Obs. VI. — Bh..., Eugénie, 27 ans. Laparotomie pour lésions des annexes, le 7 mars 1896. Suture par plans

Revue quelques mois après. La cicatrice est solide, mais légèrement saillante, et porte la trace des crins.

Obs. VII. — M..., Madeleine, 39 ans. Laparotomie pour tumeur végétante des ovaires, le 10 mars 1896. Suture par plans. Réunion parfaite par première intention.

Obs. VIII. — R..., Marie, 32 ans. Laparotomie exploratrice, le 10 mars 1896. Petit abcès de la cicatrice, le 23 mars. Guérie le 2 avril.

Obs. IX. — M..., Maria, 39 ans. Laparotomie pour salpingite gauche, le 14 mars 1896. Suture par plans. Réunion par première intention.

Revue en 1897. Cicatrice solide mais très visible. Traces des crins.

Obs. X. — M..., Aimée, 47 ans. Laparotomie exploratrice, le 24 mars 1896. Réunion par première intention.

Revue le 24 mai suivant, cicatrice parfaite.

Obs. XI. — G..., Clémentine, 50 ans. Laparotomie pour kyste de l'ovaire, le 28 mars 1896. Suture par plans. Réunion parfaite.

La malade revue en mai n'a présenté aucun accident du côté de la cicatrice.

Obs. XII. — D..., Marguerite, 27 ans. Laparotomie pour lésions des annexes. Suture par plans. Réunion par première intention.

Revue en 1897. Cicatrice solide mais large et rouge. Trace des crins.

Obs. XIII. — R..., Gabrielle, 15 ans. Laparotomie pour péritonite tuberculeuse, le 7 avril 1896. Suture en trois plans.

La malade revue à la fin de mai présente une très bonne cicatrice.

Obs. XIV. — T..., Rosalie, 36 ans. Laparotomie pour grossesse extra-utérine, le 9 avril 1896. Suture en trois plans. Drainage sous-pubien. Suppuration de la cicatrice.

Revue en 1897. Large éventration.

Obs. XV. — T..., Marie, 20 ans. Laparotomie pour kyste de l'ovaire le 16 avril 1896. Suture en trois plans.

Revue en juin, elle n'a présenté aucun accident du côté de la cicatrice.

Obs. XVI. — L..., Lucie, 22 ans. Laparotomie pour lésion des annexes, le 23 avril 1896. Suture en trois plans.

Revue en juin 1897. Cicatrice visible mais solide.

Obs. XVII. — B..., Florine, 61 ans. Laparotomie pour kyste de l'ovaire, le 30 avril 1896. Suture en trois plans.

Revue en juin, cicatrice solide.

Obs. XVIII. — Van R..., Joséphine, 38 ans. Laparotomie pour salpingite, le 2 mai 1896. Suture en trois plans.

Revue en 1897. Cicatrice très solide et peu visible.

Obs. XIX. — B..., Marguerite, 34 ans. Laparotomie pour lésions des annexes, le 8 mai 1896. Suture en trois plans.

Revue en juillet, elle n'a présenté aucun accident du côté de la cicatrice.

Obs. XX. — V..., Émilie, 32 ans. Hystéropexie le 19 mai 1896. Suture en trois plans. Réunion parfaite par première intention.

Obs. XXI. — C..., Pauline, 21 ans. Laparotomie pour lésion des annexes, le 30 mai 1896. Suture en trois plans.

Revue en 1897. Cicatrice solide et peu visible.

Obs. XXIII. — B..., Adrienne, 25 ans. Laparotomie pour salpingite, le 2 juin 1896. Suture en trois plans.

Revue au mois d'août, la malade n'a présenté aucun accident du côté de la cicatrice.

Obs. XXIV. — B..., Marie, 38 ans Laparotomie exploratrice le 6 juin 1896. Suture en trois plans.

Réunion parfaite.

Obs. XXV. — M..., Caroline, 21 ans. Hystéropexie le 11 juin 1896. Suture en trois plans.

Revue en août, cicatrice très solide mais très visible.

Obs. XXVI. — B..., Louise, 49 ans. Hystéropexie le 13 juin 1896. Suture en trois plans.

La malade présente le 3 juillet un abcès de la cicatrice. Guérie seulement le 31.

Obs. XXVII. — N..., Caroline, 28 ans. Laparotomie le 20 juin 1896, pour lésions des annexes. Suture en trois plans.

Revue en août. Très bonne cicatrice.

Obs. XXIX. — B..., Angèle, 31 ans. Laparotomie pour kyste de l'ovaire, le 4 juillet 1896. Suture en trois plans. Légère suppuration de la cicatrice.

Revue en 1897. Cicatrice solide mais très large.

Obs. XXX. — S..., Albertine, 31 ans. Laparotomie pour lésion des annexes, le 11 juillet 1896. Suture en trois plans.

Revue en 1897. Cicatrice solide mais très visible.

Obs. XXXI. — H..., Louise, 20 ans. Laparotomie pour lésion des annexes le 18 juillet 1896. Suture en trois plans.

Cicatrice parfaite.

Obs. XXXII. — G..., Éléonore, 21 ans. Laparotomie pour lésions des annexes, le 21 juillet 1896. Suture en trois plans.

Revue en 1897. Cicatrice solide.

Obs. XXXIII. — D..., Olive, 20 ans. Laparotomie pour lésions des annexes, le 10 août 1896. Sutures en trois plans.

Revue en 1898. Cicatrice solide et peu visible.

Obs. XXXIV. — B..., Joséphine, 37 ans. Laparotomie pour lésions des annexes, le 20 août 1896. Suture en trois plans.

Revue en octobre, la malade n'a présenté aucun accident du côté de la cicatrice.

RÉFLEXIONS

Toutes ces observations ont été recueillies par nous en 1897, dans le service de notre maître le Dr Reynier.

La suture a été pratiquée toutes les fois de la même façon en trois plans : les deux plans profonds au catgut par points séparés soit simples, soit en U. La suture superficielle au crin de Florence par points ordinaires.

Quatre malades seulement (obs. II, V, VIII, XIV) ont présenté des accidents de suppuration, graves seulement dans un cas, celui de l'observation XIV, où elle fut provoquée par un drainage sus-pubien.

Onze malades ont été revues plus d'un an après l'intervention, les autres seulement quelques mois après.

Deux seulement (obs. II et XIV) avaient de l'éventration, étendue seulement pour l'observation XIV.

En revanche, toutes les cicatrices étaient très visibles.

II.

Dans cette seconde série d'observations, recueillies

près de notre maître M. Rochard, la suture a été faite aussi en trois plans. Mais pour les plans profonds on a employé la soie en surjet et pour la peau on a fait la suture intra-dermique continue à la soie.

Obs. XXXV. — V..., Pauline, 31 ans. Laparotomie le 6 août. pour salpingite. Aucun accident de suppuration. Cicatrice à peine visible en décembre.

Obs. XXXV. — M..., Marie, 25 ans. Hystéropexie le 9 août. Résultat parfait.

Obs. XXXVI. — L..., Marie, 25 ans. Laparotomie le 13 août pour salpingite. Revue en novembre, la cicatrice est entièrement dissimulée dans la ligne blanche.

Obs. XXXVII. — R..., Marie, 26 ans. Laparotomie le 18 août pour salpingite.

Obs. XXXVIII. — L..., Aurélie, 45 ans. Laparotomie le 2 septembre pour salpingite. Dès le mois suivant on ne voit plus la cicatrice.

Obs. XXXIX. — C..., Juliette, 24 ans. Laparotomie le 7 septembre pour salpingite. Résultat parfait.

Obs. XL. — W..., Hélène, 20 ans. Laparotomie le 9 septembre pour salpingite. Très bon résultat.

Obs. XLI. — M..., Victorine, 32 ans. Laparotomie le 16 septembre pour kyste de l'ovaire. Revue en janvier, le résultat est parfait.

Obs. XLII. — B..., Clémentine, 22 ans. Laparotomie le 22 septembre pour salpingite; au bout d'un mois on ne voit plus la cicatrice.

Obs. XLIII. — V..., Berthe, 25 ans. Laparotomie le 4 novembre pour salpingite. Désunion de la cicatrice.

Obs. XLIV. — G..., Colette, 21 ans. Laparotomie le 26 novembre pour salpingite. Très bon résultat.

Obs. XLV. — P..., Jeanne, 26 ans. Laparotomie le 23 décembre pour salpingite. Revue à la fin de janvier. Cicatrice invisible.

Obs. XLVI. — M..., Eugénie, 48 ans. Laparotomie le 23 décembre pour salpingite. Bon résultat.

Obs. XLVII. — V..., Armandine, 20 ans. Laparotomie pour salpingite le 25 janvier. Désunion partielle de la cicatrice.

Obs. XLVIII. — M..., Marie, 24 ans. Laparotomie pour salpingite le 3 février.

Obs. XLIX. — L..., Jeanne, 15 ans. Taille hypogastrique le 24 décembre. Désunion de la cicatrice.

RÉFLEXIONS

Ces observations ne sont importantes à signaler qu'au point de vue de la suture intra-dermique. Le temps écoulé n'étant pas suffisant pour juger de la solidité de la cicatrice.

Aucune malade n'a présenté d'accidents de suppuration.

Dans tous les cas, sauf trois (obs. XLIV et XLVIII, XLIX), le résultat a été parfait et la cicatrice n'était plus visible quelques semaines après l'opération.

Dans un seul cas (obs. L), il y a eu désunion complète de la cicatrice.

Dans deux autres (obs. XLIV et XLVIII), une petite partie seulement de la peau avait lâché.

CONCLUSIONS

I. Les incisions dans la laparotomie peuvent être ramenées à deux : 1° l'incision médiane le long du bord interne du muscle droit; 2° l'incision latérale le long du bord externe.

II. Dans chacun de ces cas on aura soin d'inciser la gaine antérieure du muscle, de la récliner et d'inciser ensuite la gaine postérieure. Le muscle revenu en place formera une sangle de soutien aux sutures aponévrotiques.

III. La suture en étages à fils perdus donne plus de sécurité pour la reconstitution de la paroi.

IV. On doit employer la suture intra-dermique toutes les fois que le sujet est jeune et a avantage à dissimuler une cicatrice.

BIBLIOGRAPHIE

ABEL. — *Arch. für gyn.*, 24 mars 1894.

ALEXANDER (W.). — *Prov. med. Journal,* 1889.

ANGER. — Art. éventration du *Dictionnaire de médecine et chirurgie pratique.*

BONAVITA. — Pathogénie et traitement des éventrations post-opératoires. *Thèse,* Lyon, 1895.

BOECKEL (Jules). — *Gaz. hebdom. de médecine et de chirurgie,* 5 septembre 1881.

BONNET (S.). — Cure radicale des hernies épigastriques. *Thèse,* Paris, 1887.

BANTOCK. — Du meilleur mode de fermeture de l'abdomen. *Congrès de gynécologie* et *Semaine méd.,* 9 septembre 1896.

BROCA. — Cure radicale d'une laparocèle. *Gazette hebdom.,* 5 septembre 1891.

CULLEN (Thomas S.). — Silkornegiet as a subcutaneous suture in cloture of abdominal curesions. *American Journ. of Obstretrics,* 1897.

CONDAMIN. — *Arch. prov. de chirurgie,* 1er septembre 1892.

DAMAYE. — Traitement de l'appendicite. *Thèse,* Paris, 1895.

DIRIART. — *Annales gynécologiques,* t. XLVIII, juillet 1896.

— *Thèse,* Paris, 1896.

DOLÉRIS. — *Archives de tocologie,* 1885.

DUPONT. — Suture dans la laparotomie. *Thèse,* Paris, 1893.

DURAND. — Préservation des hernies après laparotomie. *New-York medical Journal,* 16 mars 1895, p. 345.

Edebohls. — Prévention de la hernie après la laparotomie. *New-York Journal of gynœcol.*, janvier 1893.

— *The American gyn. und Obstretrics Journal*, mai 1896.

Flacau. — *Centralblatt für gynœcologie*, 24 mars 1894.

Gyll Wylie. — Ventral hernia consed by laparotomie. *American Journal of Obstretrics*, 1887.

Hagedorn. — *Centralblatt für Chirurgie*, 1882, nos 37 et 44.

Hanks. — *American gynœc. Association*, 22 septembre 1892.

Hartmann. — *Annales de gynécologie*, t. XLVIII, juillet 1897.

Hegaz et Kaltenbach. — Gynécologie opératoire.

Homans. — 384 laparotomies. Boston, 1887.

Horteloup. — *Bulletin médical*, 6 novembre 1887.

Jalaguier. — *Presse médicale*, 3 février 1897.

Jorand. — *Thèse*, Paris, 1895.

Kehrer. — 4e *Congrès de chirurgie allemande.*

— Sutures abdominales dans la laparotomie. *Centr. für gynœc.*, 31 octobre 1896.

Kendal Franks. — On subcuticulad suture. *British medical Journal*, 1890, t. I, p. 414.

Kœberlé. — Art. Ovariotomie du *Dictionnaire de méd. et de chir. pratiques.*

Laroyenne. — *Congrès de chir.* Genève, 1896.

La Torre. — *Congrès de chir.*, 1896.

Mac Burney. — *Annals of Surgery*, juillet 1894.

Max Schuller. — *Archives de Langentreck*, 1889, p. 856.

O'Marcy. — *Britisch medical Association*. Montréal, 1897.

P. Noble. — *Annales gynécologiques*, t. XLVIII, juillet 1896.

Pauchet. — *Thèse*, Paris, 1896.

Picqué. — *Gazette médicale*, 1887.

Pottez. — The technique of the abdominal incision, cloture and its after managerment.

Pozzi. — *Congrès de chirurgie*, 1888.

— Traité de gynécologie.

— *Société de chirurgie*, 1894.

PRICE. — Incision dans la laparotomie. Sa suture. Complications post-opératoires, 1894.

PRYOR. — Prévention de la hernie après la laparotomie. *Medical Record*, 19 septembre 1891.

RAPIN. — *Congrès de Genève*, 1896.

RATCHINSKY. — Suture abdominale après laparotomie. *Annales gynécologiques*, septembre 1893.

RECLUS. — *Société de chirurgie*, 29 octobre 1890.

ROUTIER. — De l'appendicite et de son traitement. *Semaine médicale*, 29 octobre 1890.

REYNIER. — *Société de chirurgie*, 3 novembre 1890.

ROBERT T. MORRIS. — *American Journ. of Med. Soc.*, juin 1891.

ROUX. — Suture de la paroi abdominale après la laparotomie. *Thèse*, Lyon, 1895.

SCHEDE. — Utilité des sutures métalliques dans les laparotomies. *Berlin. klin. Wochens.*, 12 juin 1893.

— Congrès allemand de chirurgie, 1893.

SCHŒFFER. — Technique de la suture dans la laparotomie. *Centralblatt für Chirurgie*, 28 novembre 1896 ; *ibid.*, 31 novembre 1896.

SCHRŒDER. — Traité des maladies des femmes.

TAIT (LAUWSON). — Maladies des ovaires.

TERRILLON. — *Société de chirurgie*, 1890.

TERRIER. — 2e *Congrès de chirurgie*.

— *Revue de chirurgie*, 1891.

VULLIET. — *Arch. d'obstrétrique et de gynécologie*, novembre 1897.

WALDO. — Méthode de suture de l'abdomen après la laparotomie. *New-York medical Journal*, 16 mars 1896.

WELLS SPENCER. — Des tumeurs de l'ovaire et de l'utérus.

WERTHEIMET. — Essai sur les hernies consécutives aux opérations de laparotomie. *Thèse*, Paris, 1888.

WUITER. — *Société allemande de gynécologie*.

ZWEIFEL. — *Société allemande de gynécologie*.

CHARTRES. — IMPRIMERIE DURAND, RUE FULBERT.

CHARTRES. — IMPRIMERIE DURAND, RUE FULBERT

www.ingramcontent.com/pod-product-compliance
Ingram Content Group UK Ltd.
Pitfield, Milton Keynes, MK11 3LW, UK
UKHW020411230726
13925UKWH00004B/1361

9 782019 254902